YOGA EN SILLA PARA ADELGAZAR

Una guía paso a paso para perder peso, aumentar la energía y alcanzar el bienestar para personas mayores y principiantes

Smith Bami

Copyright © 2024 por Smith Bami

Reservados todos los derechos.

Ninguna parte de este libro puede reproducirse, distribuirse o transmitirse de ninguna forma ni por ningún medio, incluidas fotocopias, grabaciones u otros métodos electrónicos o mecánicos, sin el permiso previo por escrito del editor, excepto en el caso de citas breves incorporadas. en revisiones críticas y ciertos otros usos no comerciales permitidos por la ley de derechos de autor.

La duplicación, distribución o transmisión no autorizada de este libro constituye una violación de las leyes aplicables y puede dar lugar a graves sanciones civiles y penales. Se tomarán acciones legales contra personas o entidades que infrinjan los derechos de autor.

CONTENIDO

BIENVENIDOS A YOGA EN SILLA PARA ADELGAZAR 7

BENEFICIOS DEL YOGA EN SILLA PARA ADELGAZAR 10

MI SILLA YOGA PARA UNA EXPERIENCIA DE PÉRDIDA DE PESO 14

EMPEZANDO 18

- Ofrecer sugerencias para crear un ambiente de práctica cómodo y seguro. 26

EJERCICIOS DE CALENTAMIENTO 30

1. Estiramiento gato-vaca sentado: 30
2. Plegado de la silla hacia adelante: 31
3. Giro espinal sentado: 33
4. Estiramiento sentado de rodilla a pecho: 34
5. Curva lateral sentada: 35

EJERCICIOS 37

1. Postura de la montaña sentada: 37

2. Giro de silla sentada con brazos de águila: 38

3. Postura del guerrero sentado III: 40

4. Postura del barco sentado: 42

5. Extensión de piernas sentado con alcance de brazos: 43

6. Postura de la silla sentada (Utkatasana): 45

7. Elevaciones de piernas laterales sentado: 46

8. Inclinación hacia adelante sentado con giro: 48

9. Guerrero sentado que poso: 50

10. Giro de silla sentado con extensión de piernas: . 51

11. Guerrero sentado que poso: 53

12. Flexión lateral sentado con alcance de brazo: 54

13. Rodillas altas sentadas: 56

14. Estiramiento de luna creciente sentado: 57

15. Cruz de piernas sentado con pliegue hacia adelante: 59

16. Giro sentado con extensión de pierna: 61

17. Postura de la paloma sentada en silla: 63

18. Plegado hacia adelante con las piernas anchas sentado: 64

19. Giro sentado de rodilla a pecho: 66

20. Brazos de águila sentados con pliegue hacia adelante: 68

21. Giro de silla sentado con cruz de piernas: 70

22. Guerrero sentado III con elevación de piernas: .. 72

23. Plancha lateral sentado: 74

24. Postura del barco sentado: 76

25. Extensión de piernas sentado con giro: 77

26. Postura de montaña sentada con círculos con los brazos: 79

27. Estiramiento en figura cuatro sentado: 81

28. Giro espinal sentado con extensión de pierna: ... 83

29. Inclinación hacia adelante sentado con giro: 85

30. Elevaciones de piernas sentado: 86

31. Estiramiento lateral sentado: 88

32. Giro de silla sentado con alcance de brazo: 89

33. Postura de la montaña en silla sentada (Tadasana): 91

RETO 28 DÍAS DE YOGA EN SILLA PARA PERDER PESO 93

CONCLUSIÓN 110

BIENVENIDOS A YOGA EN SILLA PARA ADELGAZAR

¿Estás listo para embarcarte en un viaje que no sólo remodelará tu cuerpo sino que también rejuvenecerá tu espíritu y elevará tu mente? Si es así, has venido al lugar correcto. Permítame brindarle una cálida y sentida bienvenida al comenzar esta experiencia transformadora con el yoga en silla.

Ahora bien, quizás te preguntes qué es exactamente el yoga en silla y cómo puede ayudarte a alcanzar tus objetivos de pérdida de peso. Bueno, déjame decirte: el yoga en silla no es solo una rutina de ejercicios promedio. Es una práctica suave pero poderosa que combina la antigua sabiduría del yoga con la accesibilidad de una silla, lo que la hace adecuada para personas de todas las edades, habilidades y niveles de condición física. Y en este libro, exploraremos cómo el yoga en silla puede ser su arma secreta en la batalla contra los kilos de peso no deseados.

Pero antes de profundizar en los detalles esenciales, hablemos de por qué está aquí y qué puede esperar obtener de este libro. Verá, creo que la pérdida de peso no se trata sólo de perder kilos en la báscula; se trata de transformar todo tu ser desde adentro hacia afuera. Se trata de recuperar tu confianza, abrazar tu cuerpo y nutrir tu alma. Y eso es exactamente lo que el yoga en silla puede ayudarte a lograr.

En estas páginas, descubrirá un tesoro de posturas de yoga en silla específicamente seleccionadas para abordar esas áreas rebeldes donde el exceso de peso tiende a persistir. Desde estiramientos suaves hasta flujos dinámicos, cada postura está diseñada para activar tus músculos, acelerar tu metabolismo y encender tu fuego interior, todo desde la comodidad de tu silla favorita. Pero eso no es todo. También aprenderá cómo aprovechar el poder de la respiración, la atención plena y el amor propio para potenciar su proceso de pérdida de peso y crear un cambio duradero de adentro hacia afuera.

Pero quizás lo más importante es que este libro trata de empoderarte para convertirte en la mejor versión de ti mismo, no sólo físicamente, sino también emocional y espiritualmente. Se trata de aceptar tu viaje único, celebrar tu progreso y encontrar alegría en cada paso del camino.

Entonces, si estás listo para decir adiós a las dietas estrictas, los entrenamientos agotadores y las dudas sobre ti mismo, y darle la bienvenida a una persona más saludable y feliz, entonces te invito a unirte a mí en esta aventura transformadora.

¿Estás listo para descubrir los secretos del yoga en silla para bajar de peso? Entonces emprendamos este viaje juntos. Tu cuerpo, mente y espíritu te lo agradecerán.

¡Bienvenido a bordo!

BENEFICIOS DEL YOGA EN SILLA PARA ADELGAZAR

Bienvenido al corazón de nuestro viaje, donde revelaremos los notables beneficios del yoga en silla para deshacerse de esos kilos no deseados y esculpir el cuerpo de sus sueños. ¿Estás listo para descubrir cómo una práctica suave y sentada puede activar tu metabolismo, tonificar tus músculos y liberar tu fuerza interior? ¡Vamos a sumergirnos!

1. **Accesible para todos**: Uno de los aspectos más bellos del yoga en silla es su inclusión. Independientemente de la edad, el nivel de condición física o la capacidad física, todos pueden beneficiarse de esta práctica. Ya sea que sea un yogui experimentado o un completo novato, la estructura de apoyo de la silla proporciona una base estable para explorar el movimiento, la respiración y la atención plena, todos componentes esenciales de un proceso exitoso de pérdida de peso.

2. **Suave pero eficaz**: Diga adiós a los entrenamientos agotadores que lo dejan agotado y desanimado. El yoga en silla ofrece un enfoque más amable y gentil del ejercicio físico que respeta las necesidades y limitaciones únicas de su cuerpo. Moviéndote conscientemente y con intención, puedes activar los músculos inactivos, mejorar la circulación y estimular tu metabolismo, todo sin ejercer una tensión excesiva en tus articulaciones ni correr el riesgo de lesionarte.

3. **Aumenta el metabolismo**: ¿Sabías que ciertas posturas de yoga pueden acelerar tu metabolismo y mejorar la quema de calorías? ¡Es cierto! A través de una combinación de movimientos dinámicos, respiración profunda y conciencia plena, el yoga en silla puede ayudar a avivar el fuego metabólico interno, convirtiendo su cuerpo en una máquina para quemar grasa más eficiente. Además, la ventaja adicional de una mayor circulación significa que se entregan más oxígeno y nutrientes a las células, lo que respalda la salud y la vitalidad en general.

4. **Fortalece y tonifica los músculos**: No se deje engañar por la naturaleza sentada del yoga en silla: esta práctica tiene un gran impacto cuando se trata de desarrollar fuerza y esculpir masa muscular magra. Desde giros que activan el núcleo hasta flujos que fortalecen los brazos, cada postura se dirige a grupos de músculos específicos, lo que ayuda a tonificar y tensar el cuerpo de la cabeza a los pies. Y como estará sentado durante toda la práctica, podrá concentrarse en la alineación y la técnica adecuadas sin las distracciones de mantener el equilibrio en superficies inestables.

5. **Promueve la alimentación consciente**: La pérdida de peso no se trata sólo de lo que sucede en el tapete, sino también de lo que sucede fuera del tapete, particularmente en la cocina. El yoga en silla nos enseña a cultivar la atención plena y la conciencia en todos los aspectos de nuestra vida, incluidos nuestros hábitos alimentarios. Al sintonizarnos con las señales de hambre y saciedad de nuestro cuerpo, practicar una alimentación consciente y saborear cada bocado con intención,

podemos liberarnos de patrones poco saludables de comer en exceso y de comer emocionalmente, allanando el camino para un éxito duradero en la pérdida de peso.

6. **Reduce el estrés y la ansiedad**: Seamos realistas: el estrés contribuye en gran medida al aumento de peso y a la dificultad para perderlo. ¿Las buenas noticias? El yoga en silla ofrece un santuario de calma en medio del caos de la vida diaria. A través de estiramientos suaves, respiración relajante y relajación guiada, puede eliminar la tensión, calmar su sistema nervioso y aquietar la mente, un paso crucial en el camino hacia el logro de sus objetivos de pérdida de peso.

¿Intrigado? ¿Inspirado? ¡Eso espero! Estos son sólo algunos de los muchos beneficios que el yoga en silla tiene para ofrecer para perder peso. Así que toma una silla, extiende tu tapete y embarquémonos juntos en este viaje transformador.

MI SILLA YOGA PARA UNA EXPERIENCIA DE PÉRDIDA DE PESO

Bienvenido, querido lector, a un capítulo cercano a mi corazón: un capítulo donde la vulnerabilidad se encuentra con la resiliencia y donde los triunfos personales allanan el camino para el éxito compartido. Mientras viajamos juntos a través del reino del yoga en silla para bajar de peso, permítanme abrir la puerta a mi propia experiencia: un viaje lleno de desafíos, reveses y, en última instancia, una profunda transformación.

Como muchos de ustedes, mi relación con la pérdida de peso ha sido una montaña rusa, marcada por altibajos de determinación y bajos de frustración. Probé innumerables dietas, me embarqué en rigurosas rutinas de ejercicio e incluso incursioné en modas pasajeras, todo en pos de ese objetivo difícil de alcanzar: una persona más en forma y más saludable. Y, sin embargo, a pesar de mis mejores esfuerzos, los kilos se negaron obstinadamente a ceder, dejándome sintiéndome derrotada y desanimada.

No fue hasta que descubrí el yoga en silla que todo cambió. Al principio, lo admito, era escéptico. ¿Cómo podría algo tan suave y sereno como el yoga en silla ayudarme a alcanzar mis objetivos de pérdida de peso? Pero a medida que me sumergí en la práctica, explorando las profundidades de cada postura, entregándome al ritmo de mi respiración y abrazando la quietud interior, comencé a experimentar cambios profundos, tanto física como emocionalmente.

Sin embargo, no todo fue fácil. Encontré obstáculos en el camino: momentos de duda, frustración e incluso dolor. Hubo días en los que mi cuerpo resistió, cuando mi mente divagaba y cuando la voz de la duda se hizo ensordecedora. Pero a pesar de todo, persistí. Busqué orientación de instructores experimentados, escuché la sabiduría de mi propio cuerpo y afronté cada desafío con el corazón y la mente abiertos.

¿Y sabes qué? Poco a poco, las piezas empezaron a encajar. Noté cambios sutiles en mi cuerpo: mayor flexibilidad, mejor postura y, sí, incluso unos centímetros perdidos alrededor de la cintura. Pero lo más importante es que sentí una profunda sensación de paz y empoderamiento invadirme: una nueva confianza en las capacidades de mi cuerpo y una confianza profundamente arraigada en la sabiduría de la práctica.

Hoy puedo decir con certeza que el yoga en silla ha transformado no sólo mi cuerpo sino también toda mi visión de la vida. Me ha enseñado a afrontar los desafíos con gracia y resiliencia, a abrazar el viaje con curiosidad y humildad, y a encontrar alegría en cada respiración, cada movimiento, cada momento.

Entonces, querido lector, te extiendo una invitación, una invitación a embarcarte en este viaje transformador conmigo. Sepa que no está solo, que sus luchas son válidas y que sus triunfos están a su alcance. Juntos, abracemos la práctica del yoga en silla con el corazón y la mente abiertos, sabiendo que el camino hacia la pérdida de peso no se trata solo de perder peso, sino también de encontrar alegría, paz y encontrarnos a nosotros mismos en el camino.

¿Estás listo para escribir tu propia historia de triunfo? Luego, extendamos nuestras colchonetas, tomemos asiento y sumérjase en el mundo transformador del yoga en silla para bajar de peso. Tu viaje comienza ahora.

EMPEZANDO

- **Establecer objetivos de pérdida de peso alcanzables mediante el yoga en silla**

1. **Defina su visión**: Cierra los ojos e imagina la mejor versión de ti mismo: la versión fuerte, vibrante y llena de vitalidad. ¿Cómo se ve eso? ¿Cómo se siente? Tómate un momento para conectarte con tus deseos y aspiraciones más profundos y deja que esa visión te guíe en nuestro viaje juntos.

2. **Establezca objetivos INTELIGENTES**: Ahora que tiene una visión clara en mente, es hora de convertirla en realidad mediante el poder del establecimiento de objetivos. Recuerde el acrónimo SMART: específico, mensurable, alcanzable, relevante y de duración determinada. En lugar de fijar objetivos vagos como "perder peso" o "ponerse en forma", sea específico y estratégico. Por ejemplo, "Practicaré yoga en silla durante 20 minutos, tres veces por semana, durante los

próximos tres meses, con el objetivo de perder 10 libras".

3. **Descomponerlo**: Roma no se construyó en un día, y tampoco se logra una pérdida de peso duradera de la noche a la mañana. Divida su objetivo más amplio en pasos o hitos más pequeños y manejables, cada uno de los cuales lo acercará a su destino final. Celebre cada hito en el camino, reconociendo su progreso y resiliencia.

4. **Manténgase flexible**: Si bien es importante establecer objetivos y crear una hoja de ruta para el éxito, es igualmente importante permanecer flexible y adaptable a lo largo del camino. La vida es impredecible y es probable que surjan obstáculos. En lugar de ver los reveses como fracasos, considérelos como oportunidades de crecimiento y aprendizaje. Ajuste su rumbo según sea necesario, pero nunca pierda de vista su destino final.

5. **Creer en ti mismo**: Quizás el ingrediente más importante para lograr tus objetivos sea creer en ti mismo, en tus habilidades y en el poder del yoga en

silla para facilitar la transformación. Recuerda que eres capaz de más de lo que imaginas, y que nada es imposible cuando te lo propones. Cultive una mentalidad de positividad, resiliencia y determinación inquebrantable, sabiendo que tiene todo lo que necesita para triunfar dentro de usted.

6. **Mantenerse motivado**: En los días en que surgen dudas y la motivación disminuye, recuerde por qué comenzó este viaje en primer lugar. Vuelva a conectarse con su visión, revise sus objetivos e inspírese en su propia fuerza y resiliencia internas. Rodéate de amigos, familiares o compañeros practicantes que te apoyen y te animen a lo largo del camino. Y lo más importante, nunca pierdas de vista el hecho de que eres capaz de alcanzar la grandeza, tanto dentro como fuera de la lona.

7. **Creer en ti mismo**: Cultive una mentalidad positiva y crea en su capacidad para triunfar. Recuerde sus fortalezas, sus logros pasados y el progreso que ya ha logrado. Confía en tu capacidad para superar

desafíos y alcanzar tus objetivos con perseverancia y determinación.

8. **La relevancia es clave**: Tus metas deben alinearse con tus objetivos y valores generales. Asegúrese de que sean significativos y relevantes para usted, ya sea para mejorar su salud, aumentar su confianza o mejorar su bienestar general.

9. **Hazlos mensurables**: establezca objetivos que pueda seguir y medir a lo largo del tiempo. Esto podría incluir realizar un seguimiento de su peso, medir los centímetros perdidos o monitorear su progreso en posturas de yoga específicas.

10. **Asegúrese de que sean alcanzables**: Elija objetivos que sean desafiantes pero realistas para usted. Considere su nivel de condición física actual, su estilo de vida y cualquier barrera potencial, y establezca metas que crea que puede alcanzar de manera realista con dedicación y esfuerzo.

• Importancia de la postura y técnica adecuadas en las posturas de yoga en silla

Mientras exploramos la importancia diez veces mayor de dominar estos aspectos fundamentales del yoga en silla, recuerde: la atención al detalle es clave y cada pequeño ajuste lo acerca un paso más al éxito.

La alineación lo es todo: la alineación adecuada es la piedra angular de una práctica de yoga en silla segura y eficaz. Alinear su cuerpo correctamente en cada postura garantiza que contrate los músculos correctos, evite tensiones o lesiones y maximice los beneficios de la postura.

Apoya el compromiso muscular: cuando mantienes una postura y técnica adecuadas, activas los músculos necesarios para sostener tu cuerpo en cada postura. Este compromiso no sólo fortalece y tonifica tus músculos sino que también mejora tu estabilidad y equilibrio general.

Optimiza la respiración y el flujo de energía: la postura y la alineación adecuadas permiten una respiración y un flujo de energía óptimos en todo el cuerpo. Al alinear la columna, abrir el pecho y alargar el torso, creas espacio para respiraciones más profundas y expansivas, que oxigenan tus células, vigorizan tu mente y alimentan tu práctica.

Mejora la conexión mente-cuerpo: prestar atención a la postura y la técnica fomenta una conexión más profunda entre la mente y el cuerpo. A medida que te sintonizas con las sensaciones sutiles de cada movimiento y ajustas tu alineación en consecuencia, cultivas la atención plena, la presencia y la autoconciencia, una poderosa trifecta para el cambio transformador.

Previene lesiones y molestias: una mala postura y alineación pueden provocar molestias, tensiones o incluso lesiones, lo que socava su progreso y dificulta su capacidad para participar plenamente en la práctica. Al priorizar la técnica adecuada, mitiga el riesgo de lesiones y crea un entorno seguro y de apoyo para que su cuerpo se desarrolle.

Promueve patrones de movimiento eficientes: Dominar la postura y la técnica adecuadas le permite moverse de manera más eficiente y elegante en cada postura. Al minimizar la tensión o el esfuerzo innecesarios y moverse con fluidez y facilidad, conserva energía, mejora el rendimiento y experimenta una mayor libertad de movimiento.

Facilita el estiramiento y la liberación más profundos: cuando su cuerpo está correctamente alineado, puede acceder a estiramientos más profundos y liberar la tensión de manera más efectiva en áreas específicas. Al alinear las articulaciones, alargar los músculos y realizar estiramientos conscientes, liberas la tensión, aumentas la flexibilidad y experimentas una mayor sensación de libertad y tranquilidad en tu cuerpo.

Apoya la salud de la columna: Mantener una postura y alineación adecuadas es crucial para la salud y la longevidad de la columna. Al alinear la columna en una alineación neutra y evitar redondearla o arquearla excesivamente, protege la integridad de las vértebras, los discos y las estructuras circundantes, lo que reduce el riesgo de sufrir dolor o lesiones en la espalda.

Aumenta la confianza y la presencia: cuando adoptas una postura y alineación adecuadas, exudas confianza, aplomo y presencia, tanto dentro como fuera de la colchoneta. Al mantenerte erguido, elevar tu corazón y conectarte a través de tus pies, proyectas un aire de fuerza, vitalidad y seguridad en ti mismo que irradia desde tu interior.

Acelera los resultados de la pérdida de peso: por último, pero no menos importante, dominar la postura y la técnica adecuadas acelera los resultados de la pérdida de peso y amplifica la efectividad de su práctica de yoga en silla. Al asegurarse de utilizar los músculos correctos, optimizar la respiración y moverse con precisión e intención, maximizará la quema de calorías, desarrollará masa muscular magra y esculpirá su cuerpo de manera más eficiente.

Recuerde: en el ámbito del yoga en silla para bajar de peso, cada detalle importa y cada ajuste cuenta. Entonces, al embarcarse en este viaje transformador, comprométase a adoptar una postura y técnica adecuadas con diligencia, dedicación y atención inquebrantable. Su cuerpo se lo agradecerá, su práctica prosperará y sus objetivos de pérdida de peso se harán realidad: paso a paso, postura a postura, respiración a respiración.

- **Ofrecer sugerencias para crear un ambiente de práctica cómodo y seguro.**

Bienvenido al santuario de su práctica de yoga en silla: un espacio sagrado donde la seguridad, la comodidad y la atención plena convergen para respaldar su viaje hacia la pérdida de peso y el bienestar. En este capítulo, exploraremos consejos y sugerencias esenciales para crear un entorno de práctica que nutra el cuerpo, la mente y el espíritu, garantizando que cada momento sobre la colchoneta sea de alegría, empoderamiento y seguridad.

1. **Elija la silla adecuada**: Comience seleccionando una silla resistente y estable que brinde soporte amplio y permita una alineación adecuada. Opte por una silla con asiento plano, respaldo firme y sin ruedas para minimizar el riesgo de vuelco o deslizamiento durante su práctica.

2. **Limpia tu espacio**: cree un área de práctica dedicada, libre de desorden u obstáculos que puedan interferir con sus movimientos. Deje un espacio alrededor de su silla para asegurarse de tener

espacio para moverse de manera segura y cómoda en todas las direcciones.

3. **Utilice accesorios como apoyo**: Considere incorporar accesorios como bloques de yoga, mantas o cojines para mejorar su comodidad y apoyo durante su práctica. Utilice bloques para modificar las posturas o proporcionar altura y estabilidad adicionales, mantas para mayor acolchado y calidez y cojines para mayor apoyo y relajación.

4. **Ajuste su posición de asiento**: Coloque su silla sobre una superficie antideslizante para evitar que se deslice durante su práctica. Siéntese en el centro de la silla con los pies apoyados en el suelo y las rodillas alineadas con las caderas para una estabilidad y alineación óptimas.

5. **Cuida tu postura**: Presta atención a tu postura durante toda la práctica, manteniendo una columna alta y alargada y hombros relajados. Evite encorvarse o inclinarse demasiado hacia adelante o

hacia atrás, ya que esto puede tensar los músculos de la espalda y el cuello.

6. **Escuche a su cuerpo**: Sintoniza las señales de tu cuerpo y respeta tus límites durante tu práctica. Si siente alguna molestia o dolor, modifique o libere suavemente la postura y busque orientación de un instructor calificado si es necesario.

7. **Mantente hidratado**: Mantenga una botella de agua cerca e hidrátese regularmente durante su práctica para apoyar el proceso de desintoxicación natural de su cuerpo y mantener niveles óptimos de energía.

8. **Calentar adecuadamente**: Comience su práctica con un calentamiento suave para preparar su cuerpo para el movimiento y reducir el riesgo de lesiones. Incorpora estiramientos dinámicos, giros suaves y ejercicios de respiración consciente para despertar tus músculos y articulaciones.

9. **Enfriarse y estirarse**: Concluya su práctica con una relajante secuencia de estiramiento y enfriamiento para promover la relajación, la

flexibilidad y la recuperación. Concéntrese en estiramientos suaves que se dirijan a grupos de músculos clave y promuevan la circulación, como pliegues hacia adelante, estiramientos laterales y giros suaves.

10. **Practica la atención plena**: Cultive una mentalidad de atención plena y presencia a lo largo de su práctica, sintonizándose con las sensaciones de su cuerpo, respiración y pensamientos con curiosidad y compasión. Permítete sumergirte por completo en el momento presente, dejando de lado las distracciones y expectativas mientras te mueves con gracia e intención.

Al implementar estas sugerencias y crear un entorno de práctica seguro y de apoyo, podrá disfrutar de los beneficios del yoga en silla para bajar de peso con confianza, facilidad y tranquilidad.

EJERCICIOS DE CALENTAMIENTO

1. Estiramiento gato-vaca sentado:

- Siéntate erguido en el borde de tu silla con los pies apoyados en el suelo.
- Coloque sus manos sobre sus rodillas o muslos.
- Inhala mientras arqueas la espalda, levantas el pecho e inclinas la pelvis hacia adelante (Postura de la Vaca).
- Exhala mientras curvas la columna, acercando la barbilla al pecho e inclinando la pelvis hacia atrás (postura del gato).
- Repita este movimiento fluido, sincronizando su respiración con cada movimiento, durante 8 a 10 rondas.

Variaciones:

- Para un estiramiento más profundo, extienda los brazos hacia adelante al inhalar y llévelos hacia las caderas al exhalar.
- Si tiene molestias en las muñecas o los hombros, mantenga las manos apoyadas sobre los muslos durante todo el movimiento.

Beneficios:

- Calienta la columna y estira los músculos de la espalda.
- Mejora la flexibilidad y movilidad de la columna.
- Estimula la digestión y mejora la circulación.

2. Plegado de la silla hacia adelante:

- Siéntate erguido en tu silla con los pies separados a la altura de las caderas.
- Inhale mientras alarga la columna y levanta los brazos por encima de la cabeza.
- Exhale mientras se inclina hacia adelante desde las caderas, doblando el torso sobre los muslos y

extendiendo las manos hacia el suelo (o hasta donde le resulte cómodo).
- Permita que su cabeza se relaje, liberando cualquier tensión en su cuello.
- Mantenga el pliegue hacia adelante durante 3 a 5 respiraciones profundas, concentrándose en relajarse durante el estiramiento con cada exhalación.

Variaciones:

- Si llegar al suelo le resulta difícil, coloque las manos en las espinillas o los muslos como apoyo.
- Mantenga una ligera flexión de las rodillas si siente alguna molestia en la zona lumbar o en los isquiotibiales.

Beneficios:

- Estira toda la espalda del cuerpo, incluida la columna, los isquiotibiales y las pantorrillas.
- Alivia la tensión en la espalda y el cuello.
- Calma la mente y reduce el estrés.

3. Giro espinal sentado:

- Siéntate erguido en tu silla con los pies apoyados en el suelo.
- Inhale para alargar la columna, luego exhale mientras gira el torso hacia la derecha, colocando la mano izquierda en la parte exterior del muslo derecho y la mano derecha en el respaldo de la silla.
- Mantén la mirada por encima del hombro derecho, teniendo cuidado de no forzar el cuello.
- Mantenga el giro durante 3 a 5 respiraciones, sintiendo la suave rotación de su columna con cada exhalación.
- Inhala para volver al centro, luego repite en el lado opuesto.

Variaciones:

- Si le resulta difícil alcanzar el respaldo de la silla, coloque la mano derecha sobre la rodilla izquierda y la mano izquierda sobre el apoyabrazos de la silla como apoyo.

Beneficios:

- Aumenta la movilidad y flexibilidad de la columna.
- Estimula la digestión y la desintoxicación.
- Alivia la tensión en la columna y los hombros.

4. Estiramiento sentado de rodilla a pecho:

- Siéntate erguido en tu silla con los pies apoyados en el suelo.
- Inhale para alargar la columna y luego exhale mientras levanta la rodilla derecha hacia el pecho y rodea la espinilla con los brazos.
- Mantenga el estiramiento durante 3 a 5 respiraciones, acercando suavemente la rodilla al pecho con cada exhalación.
- Suelte y cambie de lado, llevando la rodilla izquierda hacia el pecho.

Variaciones:

- Si abrazar la rodilla le resulta difícil, coloque las manos detrás del muslo o utilice una correa de yoga enrollada alrededor del pie como ayuda.

Beneficios:

- Estira las caderas, los muslos y la espalda baja.
- Mejora la movilidad y flexibilidad de la cadera.
- Estimula la circulación y libera tensión en la parte inferior del cuerpo.

5. Curva lateral sentada:

- Siéntate erguido en tu silla con los pies apoyados en el suelo y las manos apoyadas en los muslos.
- Inhale para alargar la columna, luego exhale mientras se inclina hacia la derecha, deslizando la mano derecha por la pierna y alcanzando el brazo izquierdo por encima.
- Mantenga ambos isquiones apoyados en la silla y evite colapsar en la curva lateral.
- Mantenga el estiramiento durante 3 a 5 respiraciones y sienta una suave apertura en el lado izquierdo de su cuerpo.
- Inhala para volver al centro, luego repite en el lado izquierdo.

Variaciones:

- Si llegar al suelo le resulta difícil, coloque la mano derecha en el reposabrazos de la silla como apoyo mientras se inclina hacia la derecha.

Beneficios:

- Estira los lados del cuerpo, incluidos los músculos intercostales y oblicuos.
- Mejora la movilidad lateral y la flexibilidad.
- Abre el pecho y los pulmones, mejorando la capacidad respiratoria.

Estos ejercicios de calentamiento de yoga en silla te ayudarán a preparar tu cuerpo para la práctica de pérdida de peso al aumentar la circulación, mejorar la movilidad y mejorar la conciencia corporal. Recuerde moverse con atención, respirar profundamente y escuchar las necesidades de su cuerpo mientras explora cada postura.

EJERCICIOS

1. Postura de la montaña sentada:

- Siéntate erguido en el borde de tu silla con los pies apoyados en el suelo y las rodillas alineadas con las caderas.
- Coloque sus manos sobre sus muslos con las palmas hacia abajo.
- Inhala profundamente mientras alargas la columna, levantando la coronilla hacia el techo.
- Involucre sus músculos abdominales y presione sus pies firmemente contra el suelo.
- Mantenga la postura durante 5 a 10 respiraciones, concentrándose en crear longitud y estabilidad en la columna.

Variaciones:

- Para un estiramiento más profundo, puedes extender los brazos por encima de la cabeza y entrelazar los dedos, estirándote hacia arriba.

- Si tiene problemas en los hombros, puede mantener las manos sobre los muslos o colocarlas en posición de oración en el centro del corazón.

Beneficios:

- Mejora la postura fortaleciendo los músculos de la espalda y el core.
- Promueve una sensación de conexión a tierra y estabilidad.
- Aumenta la conciencia de la respiración y la alineación del cuerpo.

2. Giro de silla sentada con brazos de águila:

- Siéntate erguido en tu silla con los pies apoyados en el suelo.
- Cruza el brazo derecho debajo del brazo izquierdo, envolviendo los antebrazos y acercando las palmas de las manos (o lo más cerca posible).
- Inhale para alargar la columna y luego exhale mientras gira el torso hacia la izquierda,

enganchando el codo derecho por fuera del muslo izquierdo.
- Presione las palmas de las manos para profundizar el giro, manteniendo la columna erguida y los hombros relajados.
- Mantenga el giro durante 3 a 5 respiraciones, sintiendo la suave rotación de su columna.
- Inhala para liberar y cambiar de lado, cruzando el brazo izquierdo debajo del brazo derecho y girando hacia la derecha.

Variaciones:

- Si tiene problemas en los hombros, simplemente puede cruzar los brazos frente al pecho sin juntarlos.
- Para un estiramiento más profundo, puedes levantar ligeramente los codos y alejar las manos de la cara.

Beneficios:

- Aumenta la movilidad y flexibilidad de la columna, ayudando en la digestión y la desintoxicación.
- Estira los músculos de los hombros, la parte superior de la espalda y el pecho.

- Involucra los músculos centrales, promoviendo la estabilidad y el equilibrio.

3. Postura del guerrero sentado III:

- Siéntese erguido en el borde de la silla con los pies separados a la altura de las caderas y apoyados en el suelo.
- Extienda la pierna derecha hacia atrás, flexionando el pie y activando el cuádriceps.
- Mantenga la columna larga y el torso paralelo al suelo, extendiendo los brazos hacia adelante en línea con las orejas.
- Involucre sus músculos centrales para mantener el equilibrio y concéntrese en un punto frente a usted para lograr estabilidad.
- Mantenga la postura durante 3 a 5 respiraciones, sintiendo la fuerza y la estabilidad de la pierna de apoyo.
- Inhale para liberar y cambiar de lado, extendiendo la pierna izquierda hacia atrás detrás de usted.

Variaciones:

- Si le resulta difícil mantener el equilibrio sobre una pierna, puede colocar las manos en el respaldo de la silla como apoyo.
- Para un desafío adicional, puede levantar más la pierna extendida, acercándola al paralelo con el suelo.

Beneficios:

- Fortalece los músculos de las piernas, el core y la espalda.
- Mejora el equilibrio, la coordinación y la propiocepción.
- Energiza el cuerpo y promueve una sensación de concentración.

4. Postura del barco sentado:

- Siéntate erguido en tu silla con las rodillas dobladas y los pies apoyados en el suelo.
- Coloque las manos a los lados de la silla como apoyo.
- Involucre sus músculos centrales e inclínese ligeramente hacia atrás, levantando los pies del suelo y estirando las piernas frente a usted.
- Mantenga la columna alargada y el pecho elevado, manteniendo el equilibrio sobre los isquiones.
- Mantenga la postura durante 3 a 5 respiraciones, sintiendo la fuerza y la activación de los músculos abdominales.
- Exhala para soltar y bajar los pies al suelo.

Variaciones:

- Si le resulta difícil levantar ambos pies del suelo, puede alternar levantar un pie a la vez o mantener un pie en el suelo para mayor estabilidad.
- Para un desafío adicional, puede extender los brazos hacia adelante alineados con los hombros, con las palmas una frente a la otra.

Beneficios:

- Fortalece los músculos del core, incluidos los abdominales, oblicuos y flexores de la cadera.
- Mejora la postura y la alineación de la columna.
- Estimula la digestión y el metabolismo, ayudando en los esfuerzos de pérdida de peso.

5. Extensión de piernas sentado con alcance de brazos:

- Siéntate erguido en tu silla con los pies apoyados en el suelo y las manos apoyadas en los muslos.
- Inhale para alargar la columna, luego exhale mientras extiende la pierna derecha hacia adelante, involucrando el cuádriceps.
- Al mismo tiempo, levante el brazo izquierdo por encima de la cabeza, alargándolo a lo largo del costado del cuerpo.
- Mantenga la posición extendida durante unas cuantas respiraciones, sintiendo el estiramiento en el tendón de la corva y el costado del cuerpo.

- Inhale para soltar y cambiar de lado, extendiendo la pierna izquierda y elevando el brazo derecho hacia arriba.

Variaciones:

- Si alcanzar la altura de la cabeza le resulta difícil, simplemente puede extender el brazo hacia un lado o colocar la mano en la cadera.
- Para un desafío adicional, puede mover la pierna hacia arriba y hacia abajo o mantener la posición extendida por más tiempo.

Beneficios:

- Estira los isquiotibiales, las pantorrillas y los costados del cuerpo, mejorando la flexibilidad y la movilidad.
- Fortalece los músculos del core, hombros y brazos.
- Promueve el equilibrio y la coordinación, mejorando la estabilidad general y la conciencia corporal.

6. Postura de la silla sentada (Utkatasana):

- Siéntese erguido en el borde de la silla con los pies separados a la altura de las caderas y apoyados en el suelo.
- Inhale mientras levanta los brazos por encima de la cabeza, con las palmas una frente a la otra.
- Exhale mientras dobla las rodillas y baja las caderas hacia la silla, como si estuviera sentado en una silla imaginaria.
- Mantenga el pecho elevado y la columna alargada, activando los músculos centrales para sostener la zona lumbar.
- Mantén la postura durante 3 a 5 respiraciones, sintiendo la fuerza y la activación en tus piernas.

Variaciones:

- Si tiene problemas de rodilla, puede realizar una variación más suave doblando solo ligeramente las rodillas en lugar de adoptar una posición de sentadilla completa.

- Para un desafío adicional, puedes sostener pesas pequeñas en cada mano o levantar los talones del suelo mientras bajas a la postura.

Beneficios:

- Fortalece los músculos de las piernas, los glúteos y el core.
- Mejora la resistencia y la resistencia de la parte inferior del cuerpo.
- Aumenta la quema de calorías y la tasa metabólica.

7. Elevaciones de piernas laterales sentado:

- Siéntate erguido en tu silla con los pies apoyados en el suelo y las manos apoyadas en los muslos.
- Inhale para alargar la columna, luego exhale mientras levanta la pierna derecha hacia un lado, manteniéndola recta y enganchando la parte externa del muslo.

- Mantenga la posición elevada durante unas cuantas respiraciones y luego baje la pierna derecha hasta el suelo.
- Repita en el lado izquierdo, levantando y bajando la pierna izquierda con control.
- Continúe alternando piernas durante 8 a 10 repeticiones en cada lado.

Variaciones:

- Si levantar la pierna le resulta difícil, puede realizar un rango de movimiento menor o usar las manos como apoyo sujetándose de los lados de la silla.
- Para un desafío adicional, puede realizar levantamientos de piernas con pesas en los tobillos o una banda de resistencia enrollada alrededor de los muslos.

Beneficios:

- Se dirige a los músculos de la parte externa de los muslos y las caderas, ayudando a tonificar y esculpir las piernas.
- Mejora la movilidad y la estabilidad de la cadera.

- Mejora el equilibrio y la propiocepción.

8. Inclinación hacia adelante sentado con giro:

- Siéntate erguido en tu silla con los pies apoyados en el suelo y las manos apoyadas en los muslos.
- Inhale para alargar la columna y luego exhale mientras se inclina hacia adelante desde las caderas y dobla el torso sobre los muslos.
- Sujétese de los lados de la silla como apoyo mientras gira el torso hacia la derecha y lleva la mano izquierda hacia la parte exterior del pie derecho.
- Mantenga el giro durante unas cuantas respiraciones, sintiendo el estiramiento a lo largo del lado izquierdo de su cuerpo.
- Inhala para liberar el giro y regresar al centro, luego repite en el lado izquierdo.

Variaciones:

- Si le resulta difícil alcanzar el pie, puede colocar la mano en la espinilla o el muslo.
- Para un estiramiento más profundo, puedes colocar la mano opuesta en el asiento de la silla y girar aún más el torso, mirando por encima del hombro.

Beneficios:

- Estira toda la espalda del cuerpo, incluida la columna, los isquiotibiales y los costados del cuerpo.
- Estimula la digestión y la desintoxicación, favoreciendo un metabolismo saludable.
- Alivia la tensión en la espalda, caderas y hombros.

9. Guerrero sentado que poso:

- Siéntate erguido en tu silla con los pies apoyados en el suelo y las manos apoyadas en los muslos.
- Extienda la pierna derecha hacia atrás, doblando la rodilla y plantando la punta del pie en el suelo.
- Cuadre las caderas hacia el frente de la silla y active los músculos centrales.
- Inhale mientras levanta los brazos por encima de la cabeza, con las palmas una frente a la otra.
- Mantén la postura durante 3 a 5 respiraciones, sintiendo la fuerza y la estabilidad en las piernas y el core.
- Exhala para soltar y cambiar de lado, extendiendo la pierna izquierda hacia atrás y levantando los brazos por encima de la cabeza.

Variaciones:

- Si el equilibrio es difícil, puede sostenerse de los lados de la silla para apoyarse o realizar la postura con la rodilla trasera apoyada en el asiento de la silla.

- Para un desafío adicional, puedes profundizar la estocada doblando más la rodilla delantera y hundiendo las caderas más abajo.

Beneficios:

- Fortalece los músculos de las piernas, el core y los brazos.
- Mejora el equilibrio, la estabilidad y la propiocepción.
- Energiza el cuerpo y promueve una sensación de empoderamiento.

10. Giro de silla sentado con extensión de piernas:

- Siéntate erguido en tu silla con los pies apoyados en el suelo y las manos apoyadas en los muslos.
- Inhala para alargar la columna y luego exhala mientras giras el torso hacia la derecha y colocas la mano izquierda en la parte exterior del muslo derecho.

- Extiende la pierna derecha hacia un lado, manteniéndola recta y activando el cuádriceps.
- Mantenga la torsión y la extensión de la pierna durante unas cuantas respiraciones, sintiendo el estiramiento a lo largo de la columna y la parte interna del muslo.
- Inhala para liberar y regresar al centro, luego repite en el lado izquierdo.

Variaciones:

- Si extender la pierna le resulta difícil, puede mantener ambos pies apoyados en el suelo o realizar el giro sin la extensión de la pierna.
- Para un desafío adicional, puedes llevar el brazo opuesto hacia el pie de la pierna extendida, profundizando el giro.

Beneficios:

- Aumenta la movilidad y flexibilidad de la columna.
- Estira los músculos de la parte interna del muslo y la ingle.
- Involucra los músculos centrales, promoviendo la estabilidad y el equilibrio.

11. Guerrero sentado que poso:

- Siéntate erguido en tu silla con los pies apoyados en el suelo y las manos apoyadas en los muslos.
- Extienda la pierna derecha hacia atrás, manteniéndola recta, y presione la punta del pie contra el suelo.
- Doble la rodilla izquierda, colocándola directamente sobre el tobillo izquierdo y mantenga el torso erguido.
- Inhale mientras extiende los brazos por encima de la cabeza y junta las palmas.
- Mire hacia adelante y mantenga la postura durante 3 a 5 respiraciones, sintiendo la fuerza y la estabilidad en las piernas y el tronco.
- Exhala para soltar y cambiar de lado, extendiendo la pierna izquierda hacia atrás y doblando la rodilla derecha.

Variaciones:

- Si tiene espacio o equilibrio limitados, puede realizar una variación sentada simplemente extendiendo los brazos por encima de la cabeza mientras está sentado en la silla.

Beneficios:

- Fortalece los músculos de las piernas, el core y los brazos.
- Mejora el equilibrio y la estabilidad, promoviendo una mejor postura y alineación.
- Energiza el cuerpo y estimula la circulación.

12. Flexión lateral sentado con alcance de brazo:

- Siéntate erguido en tu silla con los pies apoyados en el suelo y las manos apoyadas en los muslos.
- Inhale profundamente mientras levanta el brazo derecho por encima de la cabeza, alargándolo a lo largo del costado del cuerpo.
- Exhala mientras te inclinas hacia la izquierda, estirándote por el lado derecho de tu torso.

- Mantenga el estiramiento durante unas cuantas respiraciones y sienta la sensación de alargamiento en el lado derecho de su cuerpo.
- Inhala para volver al centro, luego repite en el lado opuesto.

Variaciones:

- Para un estiramiento más profundo, puedes sujetarte del costado de la silla con la mano izquierda e inclinarte más hacia la curva lateral.
- Si alcanzar la altura de la cabeza le resulta difícil, simplemente puede extender el brazo hacia un lado o colocar la mano en la cadera.

Beneficios:

- Estira los músculos laterales del cuerpo, incluidos los músculos intercostales y oblicuos.
- Mejora la movilidad y flexibilidad de la columna, reduciendo la tensión y rigidez en la espalda.
- Promueve una mejor postura y alineación, mejorando la conciencia corporal general.

13. Rodillas altas sentadas:

- Siéntate erguido en tu silla con los pies apoyados en el suelo y las manos apoyadas en los muslos.
- Involucra tus músculos centrales y levanta tu rodilla derecha hacia tu pecho tan alto como te resulte cómodo.
- Mantenga la posición elevada durante unos segundos y luego baje el pie derecho al suelo.
- Repita en el lado izquierdo, levantando y bajando la rodilla izquierda con control.
- Continúe alternando piernas durante 8 a 10 repeticiones en cada lado.

Variaciones:

- Para un desafío adicional, puede aumentar la velocidad del movimiento, realizando levantamientos rápidos de rodillas para elevar el ritmo cardíaco.
- Si levantar ambas rodillas simultáneamente es un desafío, puedes concentrarte en una pierna a la vez o realizar un movimiento de marcha, levantando una rodilla a la vez.

Beneficios:

- Fortalece los músculos del core, incluidos los abdominales y los flexores de la cadera.

- Aumenta la frecuencia cardíaca y la quema de calorías, apoyando los esfuerzos de pérdida de peso.

- Mejora la coordinación y el equilibrio, promoviendo mejores patrones de movimiento funcionales.

14. Estiramiento de luna creciente sentado:

- Siéntate erguido en tu silla con los pies apoyados en el suelo y las manos apoyadas en los muslos.

- Inhale profundamente mientras extiende los brazos por encima de la cabeza y junta las manos.

- Inclínese suavemente hacia la derecha, creando un estiramiento lateral a lo largo del lado izquierdo de su cuerpo.

- Mantenga el estiramiento durante unas cuantas respiraciones y sienta la sensación de alargamiento en el lado izquierdo.

- Inhala para volver al centro, luego exhala mientras te inclinas hacia la izquierda, estirándote por el lado derecho de tu cuerpo.

Variaciones:

- Para un estiramiento más profundo, puedes sujetarte del costado de la silla con una mano mientras alcanzas la cabeza con la otra.

- Si alcanzar la altura de la cabeza le resulta difícil, simplemente puede extender los brazos hacia los lados o colocar las manos en las caderas.

Beneficios:

- Estira los músculos laterales del cuerpo, incluidos los músculos oblicuos e intercostales.

- Aumenta la flexibilidad y movilidad de la columna, reduciendo la tensión y la rigidez.

- Promueve una mejor postura y alineación, mejorando la conciencia corporal general.

15. Cruz de piernas sentado con pliegue hacia adelante:

- Siéntate erguido en tu silla con los pies apoyados en el suelo y las manos apoyadas en los muslos.

- Cruza el tobillo derecho sobre la rodilla izquierda, flexionando el pie derecho para proteger la articulación de la rodilla.

- Inhale para alargar la columna y luego exhale mientras se inclina hacia adelante desde las caderas y dobla el torso sobre la pierna cruzada.

- Mantenga el pliegue hacia adelante durante unas cuantas respiraciones, sintiendo el estiramiento en la parte exterior derecha de la cadera y el glúteo.

- Inhale para volver a la posición erguida, luego cambie de lado, cruce el tobillo izquierdo sobre la rodilla derecha y doblese hacia adelante.

Variaciones:

- Para un estiramiento más profundo, puedes colocar las manos en el suelo frente a ti y caminar con ellas hacia adelante, bajando el pecho hacia la espinilla.

- Si doblarse hacia adelante le resulta difícil, simplemente puede sentarse erguido y presionar suavemente la rodilla cruzada para profundizar el estiramiento.

Beneficios:

- Estira los músculos de la parte exterior de las caderas y los glúteos, reduciendo la tensión y el malestar.

- Mejora la flexibilidad y movilidad en las articulaciones de la cadera, promoviendo un mejor rango de movimiento.

- Alivia el dolor del nervio ciático y las molestias asociadas con estar sentado durante mucho tiempo.

16. Giro sentado con extensión de pierna:

- Siéntate erguido en tu silla con los pies apoyados en el suelo y las manos apoyadas en los muslos.

- Inhale profundamente mientras alarga la columna, luego exhale mientras gira el torso hacia la derecha, colocando la mano izquierda sobre la rodilla derecha.

- Extienda la pierna derecha frente a usted, manteniéndola paralela al suelo.

- Mantenga el giro durante unas cuantas respiraciones, sintiendo la suave rotación de su columna.

- Inhala para volver al centro, luego repite en el lado opuesto, girando hacia la izquierda y extendiendo la pierna izquierda.

Variaciones:

- Para un giro más profundo, puede enganchar el codo sobre la rodilla opuesta y juntar las palmas en posición de oración.

- Si extender la pierna le resulta difícil, puede mantener ambos pies apoyados en el suelo y concentrarse en el giro sentado.

Beneficios:

- Aumenta la movilidad y flexibilidad de la columna, reduciendo la rigidez y las molestias en la espalda.

- Estira los músculos de las caderas, los isquiotibiales y los glúteos, mejorando la flexibilidad y el rango de movimiento.

- Estimula la digestión y la desintoxicación, favoreciendo un metabolismo saludable.

17. Postura de la paloma sentada en silla:

- Siéntate erguido en tu silla con los pies apoyados en el suelo y las manos apoyadas en los muslos.

- Cruza el tobillo derecho sobre la rodilla izquierda, flexionando el pie derecho para proteger la articulación de la rodilla.

- Mantenga la columna alargada y el pecho elevado mientras presiona suavemente la rodilla derecha, abriendo la cadera derecha.

- Mantenga el estiramiento durante unas cuantas respiraciones y sienta la sensación en la parte exterior derecha de la cadera y el glúteo.

- Inhale para liberar y cambiar de lado, cruzando el tobillo izquierdo sobre la rodilla derecha.

Variaciones:

- Para un estiramiento más profundo, puedes girar hacia adelante desde las caderas y doblar el torso sobre la pierna cruzada.

- Si cruzar el tobillo sobre la rodilla te resulta difícil, simplemente puedes colocar el tobillo encima del muslo y presionar suavemente la rodilla.

Beneficios:

- Estira los músculos de la parte exterior de las caderas y los glúteos, reduciendo la tensión y el malestar.

- Abre la articulación de la cadera, mejorando la flexibilidad y la movilidad.

- Alivia el dolor del nervio ciático y las molestias asociadas con estar sentado durante mucho tiempo.

18. Plegado hacia adelante con las piernas anchas sentado:

- Siéntese erguido en su silla con los pies más separados que el ancho de las caderas y los dedos de los pies apuntando hacia adelante.

- Inhale profundamente mientras alarga la columna, luego exhale mientras gira hacia adelante desde las caderas y dobla el torso hacia adelante.

- Mantenga la columna alargada y el pecho elevado mientras acerca las manos al suelo (o hasta donde le resulte cómodo).

- Mantenga el pliegue hacia adelante durante unas cuantas respiraciones, sintiendo el estiramiento a lo largo de la parte interna de los muslos y los isquiotibiales.

- Inhale para volver a la posición erguida, luego exhale mientras suelta suavemente el estiramiento.

Variaciones:

- Para un estiramiento más profundo, puedes caminar con las manos hacia adelante entre las piernas y bajar el pecho hacia el suelo.

- Si llegar al suelo te resulta difícil, puedes colocar las manos sobre bloques de yoga o libros como apoyo.

Beneficios:

- Estira los músculos de la parte interna de los muslos, los isquiotibiales y la ingle, reduciendo la tensión y la rigidez.

- Mejora la flexibilidad y movilidad en las articulaciones de la cadera, promoviendo un mejor rango de movimiento.

- Estimula la digestión y la desintoxicación, apoyando un metabolismo saludable.

-

19. Giro sentado de rodilla a pecho:

- Siéntate erguido en tu silla con los pies apoyados en el suelo y las manos apoyadas en los muslos.

- Inhala profundamente mientras levantas la rodilla derecha hacia el pecho, abrazándola con ambas manos.

- Exhala mientras giras suavemente el torso hacia la derecha, llevando la rodilla derecha a través del cuerpo hacia el hombro izquierdo.

- Mantenga el giro durante unas cuantas respiraciones, sintiendo el estiramiento en la parte baja de la espalda y la parte exterior de la cadera.

- Inhala para liberar y cambiar de lado, llevando la rodilla izquierda hacia el pecho y girando hacia la izquierda.

Variaciones:

- Para un estiramiento más profundo, puede enganchar el codo sobre la rodilla opuesta y juntar las palmas en posición de oración.

- Si abrazar la rodilla le resulta difícil, puede colocar las manos detrás del muslo como apoyo.

Beneficios:

- Aumenta la movilidad y flexibilidad de la columna, reduciendo la rigidez y las molestias en la espalda.

- Estira los músculos de la zona lumbar, caderas y glúteos, aliviando tensiones y molestias.

- Estimula la digestión y la desintoxicación, favoreciendo un metabolismo saludable.

20. Brazos de águila sentados con pliegue hacia adelante:

- Siéntate erguido en tu silla con los pies apoyados en el suelo y las manos apoyadas en los muslos.

- Inhale profundamente mientras extiende los brazos hacia los lados, paralelos al suelo.

- Exhale mientras cruza el brazo derecho debajo del brazo izquierdo, juntando los antebrazos y tocando las palmas.

- Levante ligeramente los codos y junte las palmas, sintiendo el estiramiento en los hombros y la parte superior de la espalda.

- Inhale para alargar la columna y luego exhale mientras se inclina hacia adelante desde las caderas y dobla el torso sobre los brazos cruzados.

- Mantenga el pliegue hacia adelante durante unas cuantas respiraciones, sintiendo el estiramiento en la parte superior de la espalda y los hombros.

Variaciones:

- Si cruzar los brazos te resulta difícil, simplemente puedes estirar los brazos hacia los lados o colocar las manos sobre los hombros.

- Para un estiramiento más profundo, puede levantar los codos más alto y juntar las palmas con más firmeza.

Beneficios:

- Estira los músculos de los hombros, la parte superior de la espalda y el pecho, reduciendo la tensión y la rigidez.

- Mejora la postura y la alineación de la columna, promoviendo una mejor conciencia y alineación del cuerpo.

- Alivia el estrés y la tensión en la parte superior del cuerpo, favoreciendo la relajación y la calma.

21. Giro de silla sentado con cruz de piernas:

- Siéntate erguido en tu silla con los pies apoyados en el suelo y las manos apoyadas en los muslos.

- Inhale profundamente mientras alarga la columna, luego exhale mientras gira el torso hacia la derecha, colocando la mano izquierda en la parte exterior del muslo derecho.

- Cruza el tobillo derecho sobre la rodilla izquierda, flexionando el pie derecho para proteger la articulación de la rodilla.

- Mantenga el giro durante unas cuantas respiraciones, sintiendo la suave rotación de la columna y el estiramiento de la parte externa de la cadera.

- Inhala para volver al centro, luego exhala mientras giras hacia la izquierda y cruzas el tobillo izquierdo sobre la rodilla derecha.

Variaciones:

- Para un giro más profundo, puede enganchar el codo sobre la rodilla opuesta y juntar las palmas en posición de oración.

- Si cruzar el tobillo sobre la rodilla te resulta difícil, simplemente puedes colocar el tobillo encima del muslo y presionar suavemente la rodilla.

Beneficios:

- Aumenta la movilidad y flexibilidad de la columna, reduciendo la rigidez y las molestias en la espalda.

- Estira los músculos de la parte exterior de las caderas y los glúteos, aliviando tensiones y molestias.

- Promueve una mejor postura y alineación, mejorando la conciencia corporal general.

22. Guerrero sentado III con elevación de piernas:

- Siéntate erguido en tu silla con los pies apoyados en el suelo y las manos apoyadas en los muslos.

- Inhale profundamente mientras alarga la columna, luego exhale mientras gira hacia adelante desde las caderas, colocando el torso paralelo al suelo.

- Extiende la pierna derecha hacia atrás, manteniéndola paralela al suelo y el pie flexionado.

- Involucre sus músculos centrales y levante la pierna derecha unos centímetros más arriba, sintiendo la activación en sus glúteos e isquiotibiales.

- Mantenga la posición elevada durante unas cuantas respiraciones y luego baje la pierna derecha hasta el suelo.

- Repita en el lado izquierdo, extendiendo la pierna izquierda hacia atrás y levantándola unos centímetros del suelo.

Variaciones:

- Si levantar la pierna es un desafío, puede mantener ambos pies en el suelo y concentrarse en mantener la espalda plana en el pliegue hacia adelante sentado.

- Para un desafío adicional, puedes extender los brazos hacia adelante en línea con las orejas, creando una línea recta desde las yemas de los dedos hasta el talón extendido.

Beneficios:

- Fortalece los músculos del core, los glúteos y los isquiotibiales, promoviendo una mejor postura y estabilidad.

- Mejora el equilibrio y la propiocepción, mejorando la conciencia y la coordinación general del cuerpo.

- Aumenta la quema de calorías y la tasa metabólica, apoyando los esfuerzos de pérdida de peso.

23. Plancha lateral sentado:

- Siéntate erguido en tu silla con los pies apoyados en el suelo y las manos apoyadas en los muslos.

- Coloque su mano derecha en el asiento de la silla, directamente debajo de su hombro.

- Inhale profundamente mientras contrae los músculos centrales, luego exhale mientras levanta las caderas de la silla y se coloca en una posición de tabla lateral.

- Extienda el brazo izquierdo por encima de la cabeza, estirándolo hacia el techo, y apile los pies o escaléelos para lograr estabilidad.

- Mantenga la plancha lateral durante unas cuantas respiraciones, sintiendo la activación en los oblicuos y la parte exterior de la cadera.

- Inhale para bajar las caderas hacia la silla, luego repita en el lado opuesto.

Variaciones:

- Si levantar las caderas de la silla le resulta difícil, simplemente puede sostener una tabla lateral estática con las caderas apoyadas en la silla.

- Para un desafío adicional, puede levantar la pierna superior hacia el techo o realizar fondos de cadera, bajando y levantando las caderas con un movimiento controlado.

Beneficios:

- Fortalece los músculos del core, hombros y brazos, promoviendo una mejor postura y estabilidad.

- Mejora el equilibrio y la propiocepción, mejorando la conciencia y la coordinación general del cuerpo.

- Aumenta la quema de calorías y la tasa metabólica, apoyando los esfuerzos de pérdida de peso.

24. Postura del barco sentado:

- Siéntate erguido en tu silla con los pies apoyados en el suelo y las manos apoyadas en los muslos.

- Involucre sus músculos centrales e inclínese ligeramente hacia atrás, levantando los pies del suelo.

- Extiende las piernas frente a ti, manteniéndolas paralelas al suelo.

- Mantenga la postura durante 5 a 10 respiraciones, manteniendo la columna recta y el pecho elevado.

- Para soltarlo, baje suavemente los pies hasta el suelo.

Variaciones:

- Para un desafío adicional, puede extender los brazos hacia adelante a lo largo de las piernas o alcanzarlos por encima de la cabeza.

- Si levantar ambos pies simultáneamente te resulta difícil, puedes alternar levantando un pie a la vez.

Beneficios:

- Fortalece los músculos centrales, incluidos los abdominales y la zona lumbar.

- Mejora el equilibrio y la estabilidad, favoreciendo una mejor postura y conciencia corporal.

- Aumenta la quema de calorías y apoya los esfuerzos de pérdida de peso.

25. Extensión de piernas sentado con giro:

- Siéntate erguido en tu silla con los pies apoyados en el suelo y las manos apoyadas en los muslos.

- Inhale profundamente mientras extiende la pierna derecha hacia adelante.

- Exhala mientras giras el torso hacia la derecha y llevas la mano izquierda a la parte exterior de la rodilla derecha.

- Mantenga el giro durante unas cuantas respiraciones, sintiendo el estiramiento en la columna y la parte exterior de la cadera.

- Inhala para volver al centro, luego cambia de lado, extiende la pierna izquierda y gira hacia la izquierda.

Variaciones:

- Para un estiramiento más profundo, puede enganchar el codo sobre la rodilla opuesta y juntar las palmas en posición de oración.

- Si extender la pierna es un desafío, simplemente puede concentrarse en el giro sentado sin la extensión de la pierna.

Beneficios:

- Aumenta la movilidad y flexibilidad de la columna, reduciendo la rigidez y las molestias.

- Estira los músculos de las caderas, los isquiotibiales y la espalda baja, promoviendo un mejor rango de movimiento.

- Mejora la digestión y la desintoxicación, apoyando los esfuerzos de pérdida de peso.

26. Postura de montaña sentada con círculos con los brazos:

- Siéntate erguido en tu silla con los pies apoyados en el suelo y las manos apoyadas en los muslos.

- Inhale profundamente mientras extiende los brazos hacia los lados, paralelos al suelo.

- Exhala mientras haces círculos con los brazos hacia adelante en pequeños círculos, moviéndote desde los hombros.

- Continúe haciendo círculos con los brazos durante 10 a 15 repeticiones, luego invierta la dirección y haga círculos hacia atrás.

- Concéntrate en mantener la columna erguida y la respiración constante durante todo el movimiento.

Variaciones:

- Puedes realizar círculos más grandes con los brazos para lograr un estiramiento más profundo de los hombros y un movimiento más dinámico.

- Si sentarse erguido le resulta difícil, puede inclinarse ligeramente hacia atrás en la silla para obtener mayor apoyo.

Beneficios:

- Mejora la movilidad y flexibilidad del hombro, reduciendo la tensión y rigidez en la parte superior del cuerpo.

- Aumenta la circulación y el flujo sanguíneo a brazos y hombros, promoviendo una sensación de energía y vitalidad.

- Mejora la conciencia corporal y la atención plena, apoyando el bienestar general y los esfuerzos de pérdida de peso.

27. Estiramiento en figura cuatro sentado:

- Siéntate erguido en tu silla con los pies apoyados en el suelo y las manos apoyadas en los muslos.

- Levante el pie derecho del suelo y cruce el tobillo derecho sobre la rodilla izquierda, flexionando el pie derecho para proteger la articulación de la rodilla.

- Inhale profundamente mientras alarga la columna, luego exhale mientras gira hacia adelante desde las caderas, llevando el pecho hacia la pierna cruzada.

- Mantenga el estiramiento durante 5 a 10 respiraciones, sintiendo la sensación en la parte exterior derecha de la cadera y el glúteo.

- Inhale para soltar y cambiar de lado, cruzando el tobillo izquierdo sobre la rodilla derecha y doblándose hacia adelante.

Variaciones:

- Para un estiramiento más profundo, puede presionar suavemente hacia abajo la rodilla cruzada con la mano para aumentar el estiramiento de la cadera.

- Si doblarse hacia adelante le resulta difícil, simplemente puede sentarse erguido y concentrarse en presionar suavemente la rodilla hacia el suelo.

Beneficios:

- Estira los músculos de la parte exterior de las caderas y los glúteos, reduciendo la tensión y el malestar.

- Mejora la movilidad y flexibilidad de la cadera, promoviendo un mejor rango de movimiento y facilidad de movimiento.

- Alivia el dolor del nervio ciático y las molestias asociadas con estar sentado durante mucho tiempo, favoreciendo la comodidad y el bienestar general.

28. Giro espinal sentado con extensión de pierna:

- Siéntate erguido en tu silla con los pies apoyados en el suelo y las manos apoyadas en los muslos.

- Inhale profundamente mientras alarga la columna, luego exhale mientras gira el torso hacia la derecha y lleva la mano izquierda hacia la parte exterior de la rodilla derecha.

- Extienda la pierna derecha frente a usted, manteniéndola paralela al suelo.

- Mantenga la torsión durante 5 a 10 respiraciones, sintiendo el estiramiento en la columna y la parte externa de la cadera.

- Inhala para soltar y cambiar de lado, girando hacia la izquierda y extendiendo la pierna izquierda.

Variaciones:

- Para un giro más profundo, puede enganchar el codo sobre la rodilla opuesta y juntar las palmas en posición de oración.

- Si extender la pierna es un desafío, simplemente puede concentrarse en el giro sentado sin la extensión de la pierna.

Beneficios:

- Aumenta la movilidad y flexibilidad de la columna, reduciendo la rigidez y las molestias en la espalda.

- Estira los músculos de las caderas, los isquiotibiales y la espalda baja, promoviendo un mejor rango de movimiento.

- Estimula la digestión y la desintoxicación, apoyando los esfuerzos de pérdida de peso.

29. Inclinación hacia adelante sentado con giro:

- Siéntate erguido en tu silla con los pies apoyados en el suelo y las manos apoyadas en los muslos.

- Inhale profundamente mientras alarga la columna, luego exhale mientras se inclina hacia adelante desde las caderas, doblando el torso sobre los muslos.

- Una vez doblado hacia adelante, coloque su mano derecha en la parte exterior de su rodilla izquierda.

- Inhale para alargar la columna y, mientras exhala, gire el torso hacia la izquierda, mirando por encima del hombro izquierdo.

- Mantenga la torsión durante unas cuantas respiraciones, sintiendo el estiramiento a lo largo de la columna y la parte exterior de la cadera.

- Inhala para liberar el giro, luego repite en el lado opuesto, colocando tu mano izquierda en la parte exterior de tu rodilla derecha y girando hacia la derecha.

Beneficios:

- Estira la columna, los hombros y las caderas.
- Estimula la digestión y la desintoxicación.
- Libera tensión en la espalda y el cuello.

30. Elevaciones de piernas sentado:

- Siéntate erguido en tu silla con los pies apoyados en el suelo y las manos apoyadas en los muslos.
- Involucra tus músculos centrales y extiende tu pierna derecha frente a ti, manteniéndola recta.
- Inhale mientras levanta la pierna derecha tan alto como le resulte cómodo, manteniendo el pie flexionado.

- Exhala mientras bajas la pierna derecha hasta el suelo.

- Repita las elevaciones de pierna con la pierna derecha durante varias repeticiones, luego cambie a la pierna izquierda.

Beneficios:

- Fortalece los músculos del core, cuádriceps y flexores de la cadera.

- Aumenta la circulación y el flujo sanguíneo a la parte inferior del cuerpo.

- Mejora el equilibrio y la estabilidad.

31. Estiramiento lateral sentado:

- Siéntate erguido en tu silla con los pies apoyados en el suelo y las manos apoyadas en los muslos.

- Inhale profundamente mientras alarga la columna, luego exhale cuando alcance el brazo derecho por encima de la cabeza, inclinándose hacia la izquierda.

- Mantenga su mano izquierda sobre su muslo izquierdo como apoyo y evite colapsar durante el estiramiento.

- Mantenga el estiramiento durante unas cuantas respiraciones y sienta la sensación de alargamiento en el lado derecho de su cuerpo.

- Inhala para volver al centro, luego repite en el lado opuesto.

Beneficios:

- Estira los músculos laterales del cuerpo, incluidos los músculos oblicuos e intercostales.

- Mejora la movilidad y flexibilidad de la columna.

- Promueve una mejor postura y alineación.

32. Giro de silla sentado con alcance de brazo:

- Siéntate erguido en tu silla con los pies apoyados en el suelo y las manos apoyadas en los muslos.

- Inhale profundamente mientras alarga la columna, luego exhale mientras gira el torso hacia la derecha, colocando la mano izquierda sobre la rodilla derecha.

- Lleve el brazo derecho detrás de usted y coloque la mano en el respaldo de la silla como apoyo.

- Inhale para alargar la columna, luego exhale mientras gira más, llevando el brazo derecho hacia el techo.

- Mantenga el giro durante unas cuantas respiraciones, sintiendo la rotación de la columna y el estiramiento del pecho y los hombros.

- Inhala para liberar y regresar al centro, luego repite en el lado opuesto.

Beneficios:

- Aumenta la movilidad y flexibilidad de la columna.

- Estira los músculos del pecho, los hombros y la parte superior de la espalda.

- Mejora la circulación y el flujo sanguíneo.

33. Postura de la montaña en silla sentada (Tadasana):

- Siéntate erguido en tu silla con los pies apoyados en el suelo y las manos apoyadas en los muslos.

- Inhale profundamente mientras alarga la columna, levantando los brazos por encima de la cabeza con las palmas una frente a la otra.

- Involucre sus músculos centrales y presione firmemente sus pies, sintiendo la conexión con el suelo.

- Mantenga la postura durante unas cuantas respiraciones, alargándose a lo largo de la columna y alcanzando el techo.

- Mantenga los hombros relajados y la mirada hacia adelante, manteniendo una respiración constante durante toda la postura.

Beneficios:

- Mejora la postura y la alineación.

- Aumenta la energía y la vitalidad.

- Promueve una sensación de conexión a tierra y estabilidad.

Estos ejercicios de yoga en silla ofrecen una variedad de movimientos para apuntar a diferentes grupos de músculos, mejorar la flexibilidad y promover la circulación, todo lo cual contribuye a la pérdida de peso y al bienestar general.

.

RETO 28 DÍAS DE YOGA EN SILLA PARA PERDER PESO

Día 1: Introducción al Yoga en Silla

- Mañana: comience con 5 minutos de ejercicios de respiración profunda mientras está sentado en su silla.

- Tarde: Practique la postura de la montaña sentada (Tadasana) durante 5 minutos, concentrándose en conectar y alargar la columna.

- Noche: finalice el día con una meditación sentada de 5 minutos, centrándose en la relajación y la liberación de tensiones.

Día 2: Activación Central

- Mañana: realice abdominales sentado desde la rodilla hasta el pecho durante 5 minutos para activar los músculos centrales.

- Tarde: Practique la flexión lateral sentado con el brazo estirado durante 5 minutos en cada lado para estirar el costado del cuerpo.

- Tarde: finalice con 5 minutos de postura del barco sentado (Navasana) para fortalecer aún más los músculos centrales.

Día 3: Estiramiento de la parte inferior del cuerpo

- Mañana: realice pliegues sentados hacia adelante durante 5 minutos para estirar los isquiotibiales y la espalda baja.

- Tarde: Practique la postura de la paloma sentada durante 5 minutos en cada lado para abrir las caderas y liberar tensión.

- Noche: Termine con 5 minutos de flexión hacia adelante sentado con las piernas anchas para estirar la parte interna de los muslos y las ingles.

Día 4: Fuerza de la parte superior del cuerpo

- Mañana: realice brazos de águila sentados con pliegue hacia adelante durante 5 minutos para fortalecer los brazos y los hombros.

- Tarde: Practique el estiramiento gato-vaca sentado durante 5 minutos para movilizar la columna y fortalecer el core.

- Noche: finalice con 5 minutos de Apertura de hombros sentado para liberar la tensión en los hombros y la parte superior de la espalda.

Día 5: Equilibrio y Estabilidad

- Mañana: realice Seated Warrior III durante 5 minutos en cada pierna para mejorar el equilibrio y la estabilidad.

- Tarde: Practique la postura del árbol sentado durante 5 minutos en cada pierna para mejorar aún más el equilibrio y la concentración.

- Noche: finalice con 5 minutos de postura de media luna sentada para estirar los lados del cuerpo y mejorar la estabilidad general.

Día 6: Enfoque en flexibilidad

- Mañana: comience con 5 minutos de flexión sentada hacia adelante con giro para estirar los isquiotibiales y la columna.

- Tarde: Practique el estiramiento de mariposa sentado durante 5 minutos para abrir las caderas y la parte interna de los muslos.

- Noche: finalice con 5 minutos de giro espinal sentado en cada lado para liberar la tensión en la espalda y mejorar la movilidad de la columna.

Día 7: Movimiento Consciente

- Mañana: Realice el Saludo al Sol sentado durante 5 minutos, vinculando la respiración con el movimiento para energizar el cuerpo.

- Tarde: Practique el flujo del guerrero sentado durante 5 minutos, moviéndose con fluidez entre las posturas del guerrero I, II y III.

- Noche: finalice con 5 minutos de meditación sentada, centrándose en la atención plena y cultivando la paz interior.

Día 8: Fuerza y Estabilidad

- Mañana: realice la postura de la silla sentada (Utkatasana) durante 5 minutos para fortalecer las piernas y el centro.

- Tarde: Practique la postura de la plancha sentada durante 5 minutos para activar los músculos centrales y mejorar la estabilidad.

- Noche: finalice con 5 minutos de plancha lateral sentado en cada lado para mejorar aún más la fuerza y la estabilidad del núcleo.

Día 9: Flujo Energizante

- Mañana: comience con 5 minutos de postura de montaña sentado con variación de brazos para energizar el cuerpo y enfocar la mente.

- Tarde: Practique el flujo del guerrero sentado con silla durante 5 minutos, fluyendo entre las posturas del guerrero I, II y III.

- Noche: finalice con 5 minutos de flexión hacia atrás sentado para abrir el pecho y mejorar la postura.

Día 10: Alivio del estrés

- Mañana: Realice pliegues sentados hacia adelante con relajación durante 5 minutos para liberar la tensión en la espalda y los hombros.

- Tarde: Practique Abridor del Corazón Sentado durante 5 minutos para abrir el cofre y cultivar una sensación de apertura.

- Noche: finalice con 5 minutos de postura de relajación sentada para promover una relajación profunda y aliviar el estrés.

Día 11: Fuerza central

- Mañana: comience con 5 minutos de postura del barco sentado (Navasana) para fortalecer los músculos centrales.

- Tarde: Practique elevaciones de piernas sentado durante 5 minutos, levantando y bajando las piernas para activar los músculos abdominales.

- Noche: finalice con 5 minutos de abdominales laterales sentado en cada lado para apuntar aún más a los oblicuos.

Día 12: Desafío de equilibrio

- Mañana: realice la postura de la media luna sentada durante 5 minutos en cada lado para desafiar el equilibrio y la concentración.

- Tarde: Practique la postura del árbol sentado con variación de brazos durante 5 minutos en cada pierna para mejorar aún más el equilibrio y la estabilidad.

- Noche: finalice con 5 minutos de Guerrero Sentado III con elevación de piernas en cada pierna para mejorar el equilibrio y la fuerza central.

Día 13: Flujo de flexibilidad

- Mañana: comience con 5 minutos de flexión sentada hacia adelante con giro para estirar los isquiotibiales y la columna.

- Tarde: Practique el pliegue hacia adelante sentado con las piernas anchas durante 5 minutos para abrir las caderas y la parte interna de los muslos.

- Noche: finalice con 5 minutos de estiramiento de mariposa sentado para liberar la tensión en las caderas y la espalda baja.

Día 14: Descanso y Restauración

- Mañana: Realice 5 minutos de suave estiramiento gato-vaca sentado para calentar la columna y liberar la tensión.

- Tarde: Practique 5 minutos de liberación de cuello y hombros sentado para relajar y relajar los músculos tensos.

- Noche: finalice con 5 minutos de meditación de respiración sentada para promover una relajación profunda y la paz interior.

Día 15: Fuerza y Flexibilidad

- Mañana: Realice la postura del guerrero sentado II durante 5 minutos en cada lado para fortalecer las piernas y abrir las caderas.

- Tarde: Practique la postura de ángulo lateral extendido sentado durante 5 minutos en cada lado para estirar el costado del cuerpo y mejorar la flexibilidad.

- Noche: finalice con 5 minutos de postura sentada y girada de cabeza a rodilla a cada lado para estirar la columna y los isquiotibiales.

Día 16: Estabilidad central

- Mañana: comience con 5 minutos de postura del barco sentado (Navasana) para activar los músculos centrales y mejorar el equilibrio.

- Tarde: Practique la plancha lateral sentado con elevación de piernas durante 5 minutos en cada lado para desafiar aún más la estabilidad y la fuerza del core.

- Noche: finalice con 5 minutos de giros rusos sentado para apuntar a los oblicuos y mejorar la fuerza de rotación.

Día 17: Apertura de cadera

- Mañana: Realice la postura de la paloma sentada durante 5 minutos en cada lado para abrir las caderas y liberar la tensión.

- Tarde: Practique la apertura de cadera sentado durante 5 minutos en cada lado para estirar aún más las caderas y la parte interna de los muslos.

- Noche: finalice con 5 minutos de estiramiento de mariposa sentado para relajarse y liberar la tensión en las caderas y la ingle.

Día 18: Equilibrio y concentración

- Mañana: comience con 5 minutos de postura del árbol sentado en cada pierna para mejorar el equilibrio y la concentración.

- Tarde: Practique la postura del guerrero sentado III durante 5 minutos en cada pierna para desafiar el equilibrio y fortalecer el núcleo.

- Noche: finalice con 5 minutos de postura del águila sentada a cada lado para mejorar aún más el equilibrio y la concentración.

Día 19: Fuerza de espalda

- Mañana: Realice el estiramiento gato-vaca sentado durante 5 minutos para calentar la columna y mejorar la flexibilidad.

- Tarde: Practique la postura de la cobra sentada durante 5 minutos para fortalecer los músculos de la espalda y mejorar la postura.

- Noche: finalice con 5 minutos de postura de langosta sentada para fortalecer aún más los músculos de la espalda y mejorar la alineación de la columna.

Día 20: Flujo de cuerpo completo

- Mañana: comience con 5 minutos de saludo al sol sentado para calentar el cuerpo y energizar la mente.

- Tarde: Practique el flujo del guerrero sentado durante 5 minutos, fluyendo entre las posturas del guerrero I, II y III para desarrollar fuerza y flexibilidad.

- Noche: finalice con 5 minutos de saludo a la luna sentado para calmar la mente y relajar el cuerpo.

Día 21: Desafío central

- Mañana: realice abdominales sentado desde la rodilla hasta el pecho durante 5 minutos para activar los músculos centrales y mejorar la fuerza abdominal.

- Tarde: Practique la postura del barco sentado (Navasana) durante 5 minutos para desafiar aún más la estabilidad y el equilibrio del núcleo.

- Noche: finalice con 5 minutos de postura de plancha sentada para fortalecer los músculos centrales y mejorar la estabilidad general.

Día 22: Flexibilidad de cadera

- Mañana: comience con 5 minutos de flexión sentada hacia adelante para estirar los isquiotibiales y la espalda baja.

- Tarde: Practique la postura de la guirnalda sentada durante 5 minutos para abrir las caderas y mejorar su flexibilidad.

- Noche: Termine con 5 minutos de pliegue hacia adelante sentado con las piernas anchas para estirar aún más la parte interna de los muslos y las ingles.

Día 23: Desafío de equilibrio

- Mañana: Realice la postura del guerrero sentado III durante 5 minutos en cada pierna para desafiar el equilibrio y fortalecer el núcleo.

- Tarde: Practique la postura del árbol sentado con variación de brazos durante 5 minutos en cada pierna para mejorar aún más el equilibrio y la concentración.

- Noche: finalice con 5 minutos de postura de media luna sentada para mejorar el equilibrio y la estabilidad mientras estira los costados del cuerpo.

Día 24: Fuerza y Estabilidad

- Mañana: comience con 5 minutos de postura de silla sentada (Utkatasana) para fortalecer las piernas y el centro.

- Tarde: Practique la plancha lateral sentado durante 5 minutos en cada lado para desafiar aún más la estabilidad y la fuerza del core.

- Noche: finalice con 5 minutos de Postura del Guerrero Sentado II para fortalecer las piernas y mejorar la movilidad de la cadera.

Día 25: Flujo de flexibilidad

- Mañana: realice una flexión sentada hacia adelante con giro durante 5 minutos para estirar los isquiotibiales y la columna.

- Tarde: Practique el pliegue hacia adelante sentado con las piernas anchas durante 5 minutos para abrir las caderas y la parte interna de los muslos.

- Noche: finalice con 5 minutos de estiramiento de mariposa sentado para liberar la tensión en las caderas y la espalda baja.

Día 26: Movimiento Consciente

- Mañana: comience con 5 minutos de Saludo al Sol sentado para energizar el cuerpo y enfocar la mente.

- Tarde: Practique el flujo del guerrero sentado durante 5 minutos, fluyendo entre las posturas del guerrero I, II y III para desarrollar fuerza y flexibilidad.

- Noche: finalice con 5 minutos de meditación sentada para cultivar la atención plena y la paz interior.

Día 27: Fuerza y Flexibilidad

- Mañana: Realice la postura del guerrero sentado II durante 5 minutos en cada lado para fortalecer las piernas y abrir las caderas.

- Tarde: Practique la postura de ángulo lateral extendido sentado durante 5 minutos en cada lado para estirar el costado del cuerpo y mejorar la flexibilidad.

- Noche: finalice con 5 minutos de postura sentada y girada de cabeza a rodilla a cada lado para estirar la columna y los isquiotibiales.

Día 28: Celebración y Reflexión

- Mañana: comience con 5 minutos de estiramientos suaves para despertar el cuerpo y prepararse para el día siguiente.

- Tarde: reflexione sobre su viaje de yoga en silla y celebre sus logros durante los últimos 28 días.

- Noche: finalice con 5 minutos de relajación y gratitud, expresando aprecio por usted mismo y su compromiso con la salud y el bienestar.

¡Felicitaciones por completar el desafío de yoga en silla de 28 días!

CONCLUSIÓN

Felicitaciones, querido lector, por embarcarse en este viaje transformador hacia el bienestar a través del yoga en silla. Al concluir este libro, quiero tomarme un momento para expresar mi más profunda gratitud por acompañarme en este camino de autodescubrimiento y empoderamiento.

A lo largo de estas páginas, hemos explorado los increíbles beneficios del yoga en silla para perder peso y el bienestar general. Desde estiramientos suaves hasta flujos dinámicos, cada postura y ejercicio fue cuidadosamente seleccionado para ayudarte en tu búsqueda de una vida más saludable y feliz. Pero más allá de la práctica física se encuentra una gran oportunidad de crecimiento, resiliencia y amor propio.

Quiero que sepas que este viaje tampoco ha sido fácil para mí. Enfrenté mis propios desafíos, encontré momentos de duda y tropecé en el camino. Pero a través de la perseverancia, la dedicación y una creencia firme en el poder del yoga en silla, descubrí una fortaleza dentro de mí que nunca supe que existía.

Por eso, te animo a afrontar tu viaje de frente, con valentía, determinación y un compromiso inquebrantable con tu bienestar. Acepta los altibajos, celebra tus éxitos y aprende de tus reveses. Recuerda que cada paso que das, por pequeño que sea, te acerca a tus objetivos.

A medida que continúas tu práctica más allá de estas páginas, te insto a que cultives la autocompasión y la bondad hacia ti mismo. Escuche a su cuerpo, honre sus limitaciones y celebre su progreso, sin importar cuán incremental pueda parecer. Confía en la sabiduría de tu propia guía interior y recuerda que eres capaz de alcanzar la grandeza.

Pero, sobre todo, nunca olvides que no estás solo en este viaje. Obtenga fortaleza del apoyo de sus seres queridos, busque orientación de profesionales experimentados y encuentre consuelo en la energía colectiva de nuestra comunidad global. Juntos, podemos inspirarnos, animarnos y empoderarnos unos a otros para alcanzar nuevas alturas de salud y vitalidad.

Así que, cuando cierres este libro y entres al mundo, podrás llevar contigo la sabiduría, la fuerza y el coraje que has cultivado en el tapete. Que aceptes cada día como una oportunidad de crecimiento y que sigas brillando como el ser radiante de luz que eres.

www.ingramcontent.com/pod-product-compliance
Lightning Source LLC
Chambersburg PA
CBHW050317230526
45471CB00005B/2221